DIETA KETO

LAS RECETAS MÁS DELICIOSAS PARA TU DESAYUNO Y ALMUERZO PARA PERDER PESO RÁPIDAMENTE

JOHN MARSHALL

Tabla de contenido

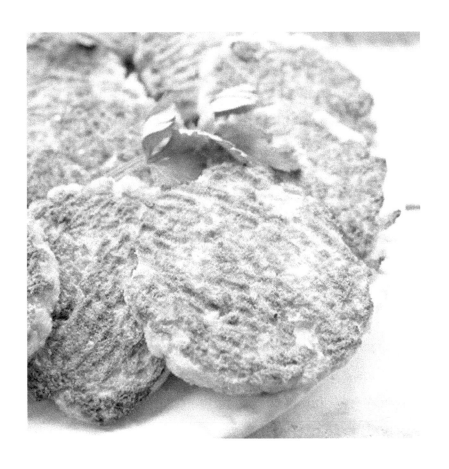

Introducción

¿Quieres hacer un cambio en tu vida? ¿Quieres convertirte en una persona más saludable que pueda disfrutar de una vida nueva y mejorada? Entonces, definitivamente estás en el lugar correcto.

Estás a punto de descubrir una dieta maravillosa y muy saludable que ha cambiado millones de vidas. Estamos hablando de la dieta cetogénica, un estilo de vida que te hipnotizará y que te convertirá en una nueva persona en poco tiempo.

Entonces, sentémonos, relajémonos y descubramos más sobre la dieta cetogénica.

Una dieta cetogénica es baja en carbohidratos. Esta es la primera y una de las cosas más importantes que debe hacer ahora. Durante una dieta de este tipo, su cuerpo produce cetonas en el hígado y estas se utilizan como energía.

Su cuerpo producirá menos insulina y glucosa y se inducirá un estado de cetosis.

La cetosis es un proceso natural que aparece cuando nuestra ingesta de alimentos es menor de lo habitual. El cuerpo pronto se adaptará a este estado y, por lo tanto, podrá perder peso en poco tiempo, pero también estará más saludable y mejorará su rendimiento físico y mental.

Sus niveles de azúcar en sangre mejorarán y no estará predispuesto a la diabetes.

Además, la epilepsia y las enfermedades cardíacas se pueden prevenir si sigue una dieta cetogénica.

Su colesterol mejorará y se sentirá increíble en poco tiempo.

¿Como suena eso?

Una dieta cetogénica es simple y fácil de seguir siempre que siga algunas reglas simples. No necesita hacer grandes cambios, pero hay algunas cosas que debe saber.

¡Así que aquí va!

La lista de alimentos que puede comer durante una dieta cetogénica es permisiva y rica, como puede ver por sí mismo.

Por lo tanto, creemos que debería ser bastante fácil para usted comenzar con esa dieta.

Si ya ha hecho esta elección, es hora de que consulte nuestra increíble colección de recetas cetogénicas.

En esta guía descubrirás 50 de las mejores recetas cetogénicas de Desayuno y Almuerzo del mundo y pronto podrás elaborar todas y cada una de estas recetas.

¡Ahora comencemos nuestro mágico viaje culinario!

Estilo de vida cetogénico... ¡aquí vamos!

¡Disfrutar!

Recetas cetogénicas para el desayuno

Desayuno increíble en un vaso

¡No te molestes en hacer algo complejo para el desayuno! ¡Prueba esta increíble bebida cetogénica!

Tiempo de preparación: 3 minutos.

Tiempo de cocción: 0 minutos.

Porciones: 2

Ingredientes:

- 10 onzas de leche de coco enlatada
- 1 taza de verduras favoritas
- ¼ de taza de semillas de cacao
- 1 taza de agua
- 1 taza de cerezas congeladas
- ¼ taza de cacao en polvo
- 1 aguacate pequeño, sin hueso y pelado
- ¼ de cucharadita de cúrcuma

Direcciones:

1. En su licuadora, mezcle la leche de coco con el aguacate, el cacao en polvo, las cerezas y la cúrcuma y mezcle bien.
2. Agrega el agua, las hojas verdes y las semillas de cacao, licúa por 2 minutos más, vierte en vasos y sirve.

¡Disfrutar!

Nutrición: calorías 100, grasa 3, fibra 2, carbohidratos 3, proteína 5

Quiche de pollo delicioso

¡Es tan delicioso que pedirás más!

Tiempo de preparación: 10 minutos.

Tiempo de cocción: 45 minutos.

Porciones: 5

Ingredientes:

- 7 huevos
- 2 tazas de harina de almendras
- 2 cucharadas de aceite de coco
- Sal y pimienta negra al gusto
- 2 calabacines rallados
- ½ taza de crema espesa
- 1 cucharadita de semillas de hinojo
- 1 cucharadita de orégano seco
- 1 libra de carne de pollo molida

Direcciones:

1. En su procesador de alimentos, mezcle la harina de almendras con una pizca de sal.
2. Agregue 1 huevo y aceite de coco y mezcle bien.

3. Coloque la masa en un molde para pastel engrasado y presione bien en el fondo.

4. Calentar una sartén a fuego medio, agregar la carne de pollo, dorar por un par de minutos, retirar del fuego y dejar a un lado.

5. En un bol, mezcla 6 huevos con sal, pimienta, orégano, nata y semillas de hinojo y bate bien.

6. Agregue la carne de pollo y revuelva nuevamente.

7. Vierta esto en la base de pastel, extienda, introduzca en el horno a 350 grados F y hornee por 40 minutos.

8. ¡Deje que el pastel se enfríe un poco antes de cortarlo y servirlo para el desayuno!

¡Disfrutar!

Nutrición: calorías 300, grasa 23, fibra 3, carbohidratos 4, proteína 18

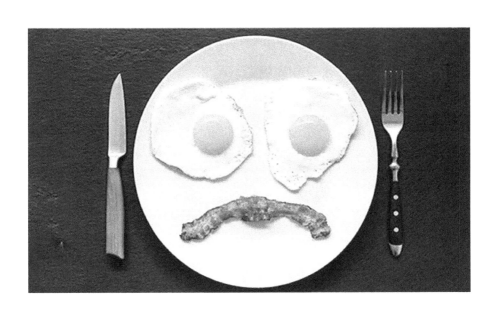

Huevos y bistec delicioso

¡Esto es tan rico y abundante! ¡Atrévete y prueba esto para el desayuno mañana!

Tiempo de preparación: 10 minutos.

Tiempo de cocción: 10 minutos.

Porciones: 1

Ingredientes:

- 4 onzas de solomillo
- 1 aguacate pequeño, sin hueso, pelado y en rodajas
- 3 huevos
- 1 cucharada de ghee
- Sal y pimienta negra al gusto

Direcciones:

1. Calienta una sartén con el ghee a fuego medio alto, rompe los huevos en la sartén y cocínalos como desees.
2. Sazone con sal y pimienta, retire del fuego y transfiera a un plato.
3. Calentar otra sartén a fuego medio alto, agregar el solomillo, cocinar por 4 minutos, retirar del fuego, dejar enfriar a un lado y cortar en tiras finas.

4. Condimentar con sal y pimienta al gusto y colocar al lado de los huevos.

5. Agregue rodajas de aguacate a un lado y sirva.

¡Disfrutar!

Nutrición: calorías 500, grasa 34, fibra 10, carbohidratos 3, proteína 40

Tortilla de pollo increíble

¡Sabe increíble y se ve increíble! ¡Es perfecto!

Tiempo de preparación: 10 minutos.

Tiempo de cocción: 10 minutos.

Porciones: 1

Ingredientes:

- 1 onza de pollo rostizado, desmenuzado
- 1 cucharadita de mostaza
- 1 cucharada de mayonesa casera
- 1 tomate picado
- 2 rebanadas de tocino, cocidas y desmenuzadas
- 2 huevos
- 1 aguacate pequeño, sin hueso, pelado y picado
- Sal y pimienta negra al gusto

Direcciones:

1. En un bol, mezcle los huevos con un poco de sal y pimienta y bata suavemente.
2. Calienta una sartén a fuego medio, rocía con un poco de aceite de cocina, agrega los huevos y cocina tu tortilla por 5 minutos.

3. Agregue pollo, aguacate, tomate, tocino, mayonesa y mostaza en la mitad de la tortilla.

4. Doble la tortilla, tape la sartén y cocine por 5 minutos más.

5. Transfiera a un plato y sirva.

¡Disfrutar!

Nutrición: calorías 400, grasa 32, fibra 6, carbohidratos 4, proteína 25

Tazón de batido simple

¡Es una de las mejores ideas para el desayuno cetogénico!

Tiempo de preparación: 5 minutos.

Tiempo de cocción: 0 minutos.

Porciones: 1

Ingredientes:

- 2 cubitos de hielo
- 1 cucharada de aceite de coco
- 2 cucharadas de crema espesa
- 1 taza de espinaca
- ½ taza de leche de almendras
- 1 cucharadita de proteína en polvo
- 4 frambuesas
- 1 cucharada de coco rallado
- 4 nueces
- 1 cucharadita de semillas de chía

Direcciones:

1. En su licuadora, mezcle la leche con espinacas, crema, hielo, proteína en polvo y aceite de coco, mezcle bien y transfiera a un bol.

2. Cubra su tazón con frambuesas, coco, nueces y semillas de chía y sirva.

¡Disfrutar!

Nutrición: calorías 450, grasa 34, fibra 4, carbohidratos 4, proteína 35

Tortilla de queso feta

¡La combinación de ingredientes es simplemente maravillosa!

Tiempo de preparación: 10 minutos.

Tiempo de cocción: 10 minutos.

Porciones: 1

Ingredientes:

- 3 huevos
- 1 cucharada de ghee
- 1 onza de queso feta, desmenuzado
- 1 cucharada de crema espesa
- 1 cucharada de pesto en frasco
- Sal y pimienta negra al gusto

Direcciones:

1. En un bol, mezcle los huevos con la crema espesa, sal y pimienta y bata bien.
2. Calentar una sartén con el ghee a fuego medio alto, agregar los huevos batidos, esparcir en la sartén y cocinar la tortilla hasta que esté esponjosa.

3. Espolvoree el queso y unte el pesto en su omelet, dóblelo por la mitad, tape la sartén y cocine por 5 minutos más.
4. Transfiera la tortilla a un plato y sirva.

¡Disfrutar!

Nutrición: calorías 500, grasa 43, fibra 6, carbohidratos 3, proteína 30

Pastel De Carne De Desayuno

¡Vale la pena intentarlo lo antes posible!

Tiempo de preparación: 10 minutos.

Tiempo de cocción: 35 minutos.

Porciones: 4

Ingredientes:

- 1 cucharadita de ghee
- 1 cebolla amarilla pequeña, picada
- 1 libra de salchicha dulce, picada
- 6 huevos
- 1 taza de queso cheddar, rallado
- 4 onzas de queso crema, suave
- Sal y pimienta negra al gusto
- 2 cucharadas de cebolletas picadas

Direcciones:

1. En un bol, mezcla los huevos con sal, pimienta, cebolla, chorizo y la mitad de la nata y bate bien.
2. Engrasar un pastel de carne con el ghee, verter la salchicha y la mezcla de huevos, introducir en el horno a 350 grados F y hornear durante 30 minutos.

3. Sacar el pastel de carne del horno, dejar reposar un par de minutos, esparcir el resto del queso crema por encima y espolvorear cebolletas y queso cheddar por todas partes.

4. Introduzca nuevamente el pastel de carne en el horno y hornee por 5 minutos más.

5. Pasado el tiempo, asa el pastel de carne durante 3 minutos, déjalo a un lado para que se enfríe un poco, córtalo y sírvelo.

¡Disfrutar!

Nutrición: calorías 560, grasa 32, fibra 1, carbohidratos 6, proteína 45

Ensalada de atún para el desayuno

¡Te encantará este desayuno cetogénico a partir de ahora!

Tiempo de preparación: 10 minutos.

Tiempo de cocción: 0 minutos.

Porciones: 4

Ingredientes:

- 2 cucharadas de crema agria
- 12 onzas de atún en aceite de oliva
- 4 puerros, finamente picados
- Sal y pimienta negra al gusto
- Una pizca de hojuelas de chile
- 1 cucharada de alcaparras
- 8 cucharadas de mayonesa casera

Direcciones:

1. En una ensaladera, mezcle el atún con alcaparras, sal, pimienta, puerros, hojuelas de chile, crema agria y mayonesa.
2. Revuelva bien y sirva con un poco de pan crujiente.

¡Disfrutar!

Nutrición: calorías 160, grasa 2, fibra 1, carbohidratos 2, proteína 6

Ensalada de desayuno increíble en un tarro

¡Incluso puedes llevar esto a la oficina!

Tiempo de preparación: 10 minutos.

Tiempo de cocción: 0 minutos.

Porciones: 1

Ingredientes:

- 1 onza de verduras favoritas
- 1 onza de pimiento rojo picado
- 1 onza de tomates cherry, cortados por la mitad
- 4 onzas de pollo rostizado, picado
- 4 cucharadas de aceite de oliva virgen extra
- ½ cebolleta picada
- 1 onza de pepino picado
- Sal y pimienta negra al gusto

Direcciones:

1. En un tazón, mezcle las verduras con el pimiento, los tomates, la cebolleta, el pepino, la sal, la pimienta y el aceite de oliva y revuelva para cubrir bien.
2. Transfiera esto a un frasco, cubra con trozos de pollo y sirva para el desayuno.

¡Disfrutar!

Nutrición: calorías 180, grasa 12, fibra 4, carbohidratos 5, proteína 17

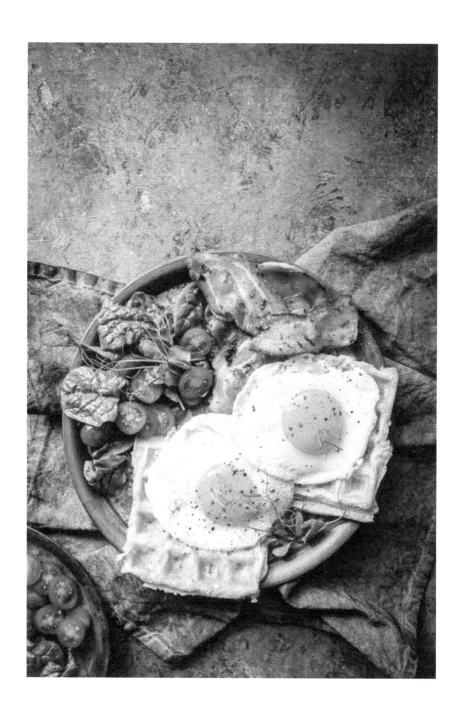

Delicioso pan naan y mantequilla

¡Prueba este desayuno keto especial! ¡Es tan fácil de hacer!

Tiempo de preparación: 10 minutos.

Tiempo de cocción: 10 minutos.

Porciones: 6

Ingredientes:

- 7 cucharadas de aceite de coco
- ¾ taza de harina de coco
- 2 cucharadas de psyllium en polvo
- ½ cucharadita de levadura en polvo
- Sal al gusto
- 2 tazas de agua caliente
- Un poco de aceite de coco para freír
- 2 dientes de ajo picados
- 3.5 onzas de ghee

Direcciones:

1. En un tazón, mezcle la harina de coco con el polvo de hornear, la sal y el polvo de psyllium y revuelva.
2. Agrega 7 cucharadas de aceite de coco y el agua caliente y comienza a amasar tu masa.

3. Dejar reposar 5 minutos, dividir en 6 bolas y aplanarlas sobre una superficie de trabajo.

4. Calienta una sartén con un poco de aceite de coco a fuego medio alto, agrega los panes naan a la sartén, fríelos hasta que estén dorados y transfiérelos a un plato.

5. Calentar una sartén con el ghee a fuego medio alto, agregar el ajo, la sal y la pimienta, remover y cocinar por 2 minutos.

6. Unte los panes naan con esta mezcla y vierta el resto en un bol.

7. Sirva por la mañana.

¡Disfrutar!

Nutrición: calorías 140, grasa 9, fibra 2, carbohidratos 3, proteína 4

Recetas cetogénicas para el almuerzo

Ensalada César para el almuerzo

¡Está repleto de elementos saludables y es 100% ceto!

Tiempo de preparación: 10 minutos.

Tiempo de cocción: 0 minutos.

Porciones: 2

Ingredientes:

- 1 aguacate, sin hueso, pelado y en rodajas
- Sal y pimienta negra al gusto
- 3 cucharadas de aderezo César cremoso
- 1 taza de tocino, cocido y desmenuzado
- 1 pechuga de pollo a la plancha y desmenuzada

Direcciones:

1. En una ensaladera, mezcle el aguacate con el tocino y la pechuga de pollo y revuelva.
2. Agregue el aderezo César, la sal y la pimienta, mezcle para cubrir, divida en 2 tazones y sirva.

¡Disfrutar!

Nutrición: calorías 334, grasa 23, fibra 4, carbohidratos 3, proteína 18

Tacos de almuerzo

¡Es una idea de almuerzo fácil y sabrosa para todos aquellos que están en una dieta cetogénica!

Tiempo de preparación: 10 minutos.

Tiempo de cocción: 25 minutos.

Porciones: 3

Ingredientes:

- 2 tazas de queso cheddar rallado
- 1 aguacate pequeño, sin hueso, pelado y picado
- 1 taza de carne de taco favorita, cocida
- 2 cucharaditas de salsa sriracha
- ¼ taza de tomates picados
- Spray para cocinar
- Sal y pimienta negra al gusto

Direcciones:

1. Rocíe un poco de aceite de cocina en una fuente para hornear forrada.
2. Unte el queso cheddar en la bandeja para hornear, introdúzcalo en el horno a 400 grados F y hornee por 15 minutos.

3. Unte la carne de taco sobre el queso y hornee por 10 minutos más.

4. Mientras tanto, en un bol, mezcle el aguacate con los tomates, la salsa sriracha, la sal y la pimienta y revuelva.

5. Extienda esto sobre las capas de taco y queso cheddar, deje que los tacos se enfríen un poco, corte con una cortadora de pizza y sirva para el almuerzo.

¡Disfrutar!

Nutrición: calorías 400, grasa 23, fibra 0, carbohidratos 2, proteína 37

Pizza de almuerzo delicioso

¡Te recomendamos que pruebes esta pizza cetogénica para el almuerzo hoy!

Tiempo de preparación: 10 minutos.

Tiempo de cocción: 7 minutos.

Porciones: 4

Ingredientes:

- 1 taza de mezcla de queso para pizza, rallada
- 1 cucharada de aceite de oliva
- 2 cucharadas de ghee
- 1 taza de queso mozzarella, rallado
- ¼ taza de queso mascarpone
- 1 cucharada de crema espesa
- 1 cucharadita de ajo picado
- Sal y pimienta negra al gusto
- Una pizca de pimienta de limón
- 1/3 taza de floretes de brócoli, al vapor
- Un poco de queso asiago, afeitado para servir

Direcciones:

1. Calentar una sartén con el aceite a fuego medio, agregar la mezcla de queso para pizza y extender en un círculo.

2. Agregue queso mozzarella y extienda también en un círculo.

3. Cocine todo durante 5 minutos y transfiera a un plato.

4. Calentar la sartén con el ghee a fuego medio, agregar el queso mascarpone, la nata, la sal, la pimienta, el limón y el ajo, remover y cocinar por 5 minutos.

5. Rocíe la mitad de esta mezcla sobre la corteza de queso.

6. Agregue los floretes de brócoli a la sartén con el resto de la mezcla de mascarpone, revuelva y cocine por 1 minuto.

7. Agregue esto encima de la pizza, espolvoree queso asiago al final y sirva.

¡Disfrutar!

Nutrición: calorías 250, grasa 15, fibra 1, carbohidratos 3, proteína 10

Rollos de pizza simples

¡Estos saben tan divinos! ¡Son tan increíbles!

Tiempo de preparación: 10 minutos.

Tiempo de cocción: 30 minutos.

Porciones: 6

Ingredientes:

- ¼ de taza de pimientos morrones rojos y verdes, picados
- 2 tazas de queso mozzarella, rallado
- 1 cucharadita de condimento para pizza
- 2 cucharadas de cebolla picada
- 1 tomate picado
- Sal y pimienta negra al gusto
- ¼ taza de salsa para pizza
- ½ taza de salchicha, desmenuzada y cocida

Direcciones:

1. Unte el queso mozzarella en una bandeja para hornear forrada y ligeramente engrasada, espolvoree el condimento para pizza encima, introdúzcalo en el horno a 400 grados F y hornee por 20 minutos.

2. Saca la masa de pizza del horno, esparce salchicha, cebolla, pimientos morrones y tomates por todas partes y rocía la salsa de tomate al final.
3. Introducir nuevamente en el horno y hornear por 10 minutos más.
4. Saque la pizza del horno, déjela a un lado por un par de minutos, córtela en 6 trozos, enrolle cada trozo y sírvala para el almuerzo.

¡Disfrutar!

Nutrición: calorías 117, grasa 7, fibra 1, carbohidratos 2, proteína 11

Plato de almuerzo delicioso

¡Obtén todos los ingredientes que necesitas y prepara este increíble almuerzo cetogénico lo antes posible!

Tiempo de preparación: 10 minutos.

Tiempo de cocción: 15 minutos.

Porciones: 2

Ingredientes:

- 1 y ½ tazas de queso cheddar, rallado
- 1 y ½ tazas de mezcla de queso
- 2 salchichas de ternera, finamente picadas
- Un chorrito de aceite de oliva
- 1 libra de carne de res, molida
- Sal y pimienta negra al gusto
- ¼ de cucharadita de pimentón
- ¼ de cucharadita de bahía vieja
- ¼ de cucharadita de cebolla en polvo
- ¼ de cucharadita de ajo en polvo
- 1 taza de hojas de lechuga picadas
- 1 cucharada de aderezo mil islas
- 2 cucharadas de pepinillo encurtido picado
- 2 cucharadas de cebolla amarilla picada
- ½ taza de queso americano, rallado

- Un poco de salsa de tomate para servir
- Un poco de mostaza para servir

Direcciones:

1. Caliente una sartén con un chorrito de aceite a fuego medio, agregue la mitad de la mezcla de queso, extienda en un círculo y cubra con la mitad del queso cheddar.

2. Extienda también en círculo, cocine por 5 minutos, transfiera a una tabla de cortar y deje reposar por unos minutos para que se enfríe.

3. Calentar nuevamente la sartén, agregar el resto de la mezcla de queso y extender en círculo.

4. Agrega el resto del queso cheddar, esparce también, cocina por 5 minutos y también transfiere a una tabla de cortar.

5. Extienda el aderezo mil islas sobre las 2 bases de pizza.

6. Calentar la misma sartén nuevamente a fuego medio, agregar la carne, revolver y dorar por unos minutos.

7. Agregue sal, pimienta, aderezo de laurel viejo, pimentón, cebolla y ajo en polvo, revuelva y cocine por unos minutos más.

8. Agregue los trozos de hot dogs, revuelva y cocine por 5 minutos más.

9. Unte la lechuga, los pepinillos, el queso americano y las cebollas sobre las 2 bases de pizza.

10. Divida la mezcla de carne de res y hot dog, rocíe mostaza y ketchup al final y sirva.

Nutrición: calorías 200, grasa 6, fibra 3, carbohidratos 1.5, proteína 10

Delicioso almuerzo mexicano

¡Es tan delicioso! ¿Por qué no lo pruebas hoy?

Tiempo de preparación: 10 minutos.

Tiempo de cocción: 20 minutos.

Porciones: 4

Ingredientes:

- ¼ de taza de cilantro picado
- 2 aguacates, sin hueso, pelados y cortados en trozos
- 1 cucharada de jugo de lima
- ¼ taza de cebolla blanca picada
- 1 cucharadita de ajo picado
- Sal y pimienta negra al gusto
- 6 tomates cherry, cortados en cuartos
- ½ taza de agua
- 2 libras de carne de res, molida
- 2 tazas de crema agria
- ¼ de taza de condimento para tacos
- 2 tazas de hojas de lechuga, ralladas
- Un poco de salsa de pimienta de cayena para servir
- 2 tazas de queso cheddar, rallado

Direcciones:

1. En un bol mezcla el cilantro con el jugo de lima, el aguacate, la cebolla, los tomates, la sal, la pimienta y el ajo, revuelve bien y deja reposar en la heladera por ahora.

2. Calentar una sartén a fuego medio, agregar la carne, revolver y dorar por 10 minutos.

3. Agregue el condimento para tacos y el agua, revuelva y cocine a fuego medio-bajo durante 10 minutos más.

4. Divida esta mezcla en 4 tazones para servir.

5. Agregue crema agria, la mezcla de aguacate que preparó anteriormente, trozos de lechuga y queso cheddar.

6. ¡Rocíe salsa de pimienta de cayena al final y sirva para el almuerzo!

¡Disfrutar!

Nutrición: calorías 340, grasa 30, fibra 5, carbohidratos 3, proteína 32

Pimientos Rellenos Almuerzo

¡Son perfectos para un almuerzo cetogénico!

Tiempo de preparación: 10 minutos.

Tiempo de cocción: 40 minutos.

Porciones: 4

Ingredientes:

- 4 pimientos plátanos grandes, sin la parte superior, sin semillas y cortados en mitades a lo largo
- 1 cucharada de ghee
- Sal y pimienta negra al gusto
- ½ cucharadita de hierbas provenzales
- 1 libra de salchicha dulce, picada
- 3 cucharadas de cebolla amarilla picada
- Un poco de salsa marinara
- Un chorrito de aceite de oliva

Direcciones:

1. Sazone los pimientos de plátano con sal y pimienta, rocíe el aceite, frote bien y hornee en el horno a 350 grados F durante 20 minutos.

2. Mientras tanto, calienta una sartén a fuego medio, agrega los trozos de salchicha, revuelve y cocina por 5 minutos.
3. Agregue la cebolla, las hierbas provenzales, la sal, la pimienta y el ghee, revuelva bien y cocine por 5 minutos.
4. Sacar los pimientos del horno, rellenarlos con la mezcla de salchicha, colocarlos en una fuente para horno, rociarlos con salsa marinara, volver a introducirlos en el horno y hornear por 10 minutos más.
5. Servir caliente.

¡Disfrutar!

Nutrición: calorías 320, grasa 8, fibra 4, carbohidratos 3, proteína 10

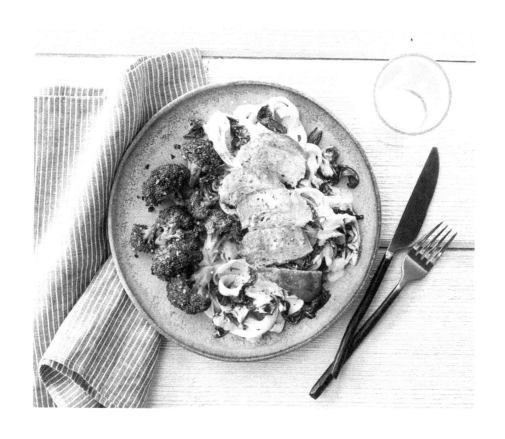

Hamburguesas especiales para el almuerzo

¡Estas hamburguesas son realmente algo muy especial!

Tiempo de preparación: 10 minutos.

Tiempo de cocción: 25 minutos.

Porciones: 8

Ingredientes:

- 1 libra de pechuga molida
- 1 libra de carne molida
- Sal y pimienta negra al gusto
- 8 rebanadas de mantequilla
- 1 cucharada de ajo picado
- 1 cucharada de condimento italiano
- 2 cucharadas de mayonesa
- 1 cucharada de ghee
- 2 cucharadas de aceite de oliva
- 1 cebolla amarilla picada
- 1 cucharada de agua

Direcciones:

1. En un tazón, mezcle la pechuga con la carne, sal, pimienta, condimento italiano, ajo y mayonesa y revuelva bien.
2. Forma 8 hamburguesas y haz un bolsillo en cada una.
3. Rellene cada hamburguesa con una rodaja de mantequilla y selle.
4. Calentar una sartén con el aceite de oliva a fuego medio, agregar la cebolla, remover y cocinar por 2 minutos.
5. Agrega el agua, revuelve y reúnelas en la esquina de la sartén.
6. Coloque las hamburguesas en la sartén con las cebollas y cocínelas a fuego medio-bajo durante 10 minutos.
7. Darles la vuelta, agregar el ghee y cocinar durante 10 minutos más.
8. Divida las hamburguesas en bollos y sírvalas con cebollas caramelizadas encima.

¡Disfrutar!

Nutrición: calorías 180, grasa 8, fibra 1, carbohidratos 4, proteína 20

Hamburguesa diferente

¡Sirve esta hamburguesa con la salsa que te recomendamos y disfruta!

Tiempo de preparación: 10 minutos.

Tiempo de cocción: 30 minutos.

Porciones: 4

Ingredientes:

Para la salsa:

- 4 chiles picados
- 1 taza de agua
- 1 taza de mantequilla de almendras
- 1 cucharadita de desviación
- 6 cucharadas de aminoácidos de coco
- 4 dientes de ajo picados
- 1 cucharada de vinagre de arroz

Para las hamburguesas:

- 4 rebanadas de queso pepper jack
- 1 y ½ libras de carne de res, molida
- 1 cebolla morada en rodajas
- 8 rebanadas de tocino

- 8 hojas de lechuga
- Sal y pimienta negra al gusto

Direcciones:

1. Calentar una sartén con la mantequilla de almendras a fuego medio.

2. Agregue agua, revuelva bien y cocine a fuego lento.

3. Agregue los aminoácidos de coco y revuelva bien.

4. En su procesador de alimentos, mezcle los chiles con ajo, vierta y vinagre y mezcle bien.

5. Agregue esto a la mezcla de mantequilla de almendras, revuelva bien, retire del fuego y deje a un lado por ahora.

6. En un bol, mezcle la carne de res con sal y pimienta, revuelva y forme 4 hamburguesas.

7. Colóquelos en una sartén, introdúzcalos en su parrilla precalentada y ase por 7 minutos.

8. Voltee las hamburguesas y áselas durante 7 minutos más.

9. Coloque las rodajas de queso sobre las hamburguesas, introdúzcalas en su parrilla y cocine por 4 minutos más.

10. Calentar una sartén a fuego medio, agregar las rodajas de tocino y freírlas un par de minutos.

11. Coloque 2 hojas de lechuga en un plato, agregue 1 hamburguesa encima, luego 1 rodaja de cebolla y 1 rodaja de tocino y cubra con un poco de salsa de mantequilla de almendras.

12.Repetir con el resto de hojas de lechuga, hamburguesas, cebolla, tocino y salsa.

¡Disfrutar!

Nutrición: calorías 700, grasa 56, fibra 10, carbohidratos 7, proteína 40

Plato delicioso de calabacín

¡Es fácil de hacer y muy ligero! ¡Prueba este plato de almuerzo pronto!

Tiempo de preparación: 10 minutos.

Tiempo de cocción: 5 minutos.

Porciones: 1

Ingredientes:

- 1 cucharada de aceite de oliva
- 3 cucharadas de ghee
- 2 tazas de calabacín, cortado con un espiralizador
- 1 cucharadita de hojuelas de pimiento rojo
- 1 cucharada de ajo picado
- 1 cucharada de pimiento morrón rojo picado
- Sal y pimienta negra al gusto
- 1 cucharada de albahaca picada
- ¼ taza de queso asiago, rallado
- ¼ taza de queso parmesano rallado

Direcciones:

1. Calentar una sartén con el aceite y el ghee a fuego medio, agregar el ajo, el pimiento morrón y las hojuelas de pimiento, remover y cocinar por 1 minuto.
2. Agregue los fideos de calabacín, revuelva y cocine por 2 minutos más.
3. Agrega albahaca, parmesano, sal y pimienta, revuelve y cocina por unos segundos más.
4. Retirar del fuego, transferir a un bol y servir para el almuerzo con queso asiago encima.

¡Disfrutar!

Nutrición: calorías 140, grasa 3, fibra 1, carbohidratos 1.3, proteína 5

Ensalada de fideos con tocino y calabacín

¡Es tan refrescante y saludable! ¡Adoramos esta ensalada!

Tiempo de preparación: 10 minutos.

Tiempo de cocción: 0 minutos.

Porciones: 2

Ingredientes:

- 1 taza de espinacas tiernas
- 4 tazas de fideos de calabacín
- 1/3 taza de queso azul, desmenuzado
- 1/3 taza de aderezo de queso espeso
- ½ taza de tocino, cocido y desmenuzado
- Pimienta negra al gusto

Direcciones:

1. En una ensaladera, mezcle las espinacas con los fideos de calabacín, el tocino y el queso azul y mezcle.
2. Agregue aderezo de queso y pimienta negra al gusto, mezcle bien para cubrir, divida en 2 tazones y sirva.

¡Disfrutar!

Nutrición: calorías 200, grasa 14, fibra 4, carbohidratos 2, proteína 10

Ensalada de pollo increíble

¡La mejor ensalada de pollo que puedas probar ya está disponible para ti!

Tiempo de preparación: 10 minutos.

Tiempo de cocción: 0 minutos.

Porciones: 3

Ingredientes:

- 1 cebolla verde picada
- 1 costilla de apio picada
- 1 huevo cocido, pelado y picado
- 5 onzas de pechuga de pollo asada y picada
- 2 cucharadas de perejil picado
- ½ cucharada de salsa de eneldo
- Sal y pimienta negra al gusto
- 1/3 taza de mayonesa
- Una pizca de ajo granulado
- 1 cucharadita de mostaza

Direcciones:

1. En su procesador de alimentos, mezcle el perejil con la cebolla y el apio y presione bien.

2. Transfiera estos a un bol y déjelo a un lado por ahora.

3. Coloque la carne de pollo en su procesador de alimentos, mezcle bien y agregue al tazón con las verduras.

4. Agregue los trozos de huevo, sal y pimienta y revuelva.

5. También agregue mostaza, mayonesa, condimento de eneldo y ajo granulado, mezcle para cubrir y sirva de inmediato.

¡Disfrutar!

Nutrición: calorías 283, grasa 23, fibra 5, carbohidratos 3, proteína 12

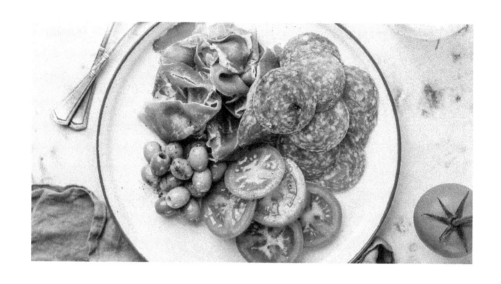

Ensalada de bistec increíble

Si no está de humor para una ensalada de pollo cetogénica, ¡pruebe con una de carne!

Tiempo de preparación: 10 minutos.

Tiempo de cocción: 20 minutos.

Porciones: 4

Ingredientes:

- 1 y ½ libra de bistec, en rodajas finas
- 3 cucharadas de aceite de aguacate
- Sal y pimienta negra al gusto
- ¼ taza de vinagre balsámico
- 6 onzas de cebolla dulce picada
- 1 lechuga picada
- 2 dientes de ajo picados
- 4 onzas de champiñones, en rodajas
- 1 aguacate, sin hueso, pelado y en rodajas
- 3 onzas de tomates secados al sol, picados
- 1 pimiento amarillo, cortado en rodajas
- 1 pimiento naranja, en rodajas
- 1 cucharadita de condimento italiano

- 1 cucharadita de hojuelas de pimiento rojo
- 1 cucharadita de cebolla en polvo

Direcciones:

1. En un tazón, mezcle los trozos de carne con un poco de sal, pimienta y vinagre balsámico, revuelva para cubrir y déjelo a un lado por ahora.

2. Caliente una sartén con el aceite de aguacate a fuego medio-bajo, agregue los champiñones, el ajo, la sal, la pimienta y la cebolla, revuelva y cocine por 20 minutos.

3. En un tazón, mezcle las hojas de lechuga con el pimiento morrón naranja y amarillo, los tomates secos y el aguacate y revuelva.

4. Sazone los trozos de carne con cebolla en polvo, hojuelas de pimiento y condimento italiano.

5. Coloque los trozos de bistec en una sartén para asar, introdúzcalos en el asador precalentado y cocine por 5 minutos.

6. Divida los trozos de carne en platos, agregue la ensalada de lechuga y aguacate a un lado y cubra todo con la mezcla de cebolla y champiñones.

¡Disfrutar!

Nutrición: calorías 435, grasa 23, fibra 7, carbohidratos 10, proteína 35

Ensalada de almuerzo de pollo y hinojo

¡Pruebe cada día una ensalada diferente para el almuerzo! ¡Hoy te sugerimos que pruebes esta delicia de hinojo y pollo!

Tiempo de preparación: 10 minutos.

Tiempo de cocción: 0 minutos.

Porciones: 4

Ingredientes:

- 3 pechugas de pollo, deshuesadas, sin piel, cocidas y picadas
- 2 cucharadas de aceite de nuez
- ¼ de taza de nueces tostadas y picadas
- 1 y ½ taza de hinojo, picado
- 2 cucharadas de jugo de limón
- ¼ de taza de mayonesa
- 2 cucharadas de hojas de hinojo, picadas
- Sal y pimienta negra al gusto
- Una pizca de pimienta de cayena

Direcciones:

1. En un bol, mezcle el hinojo con el pollo y las nueces y revuelva.

2. En otro tazón, mezcle la mayonesa con sal, pimienta, hojas de hinojo, aceite de nuez, jugo de limón, pimienta y ajo y revuelva bien.

3. Vierta esto sobre la mezcla de pollo e hinojo, revuelva para cubrir bien y manténgalo en el refrigerador hasta que sirva.

¡Disfrutar!

Nutrición: calorías 200, grasa 10, fibra 1, carbohidratos 3, proteína 7

Aguacate Relleno Fácil

¡Es tan fácil de preparar para el almuerzo!

Tiempo de preparación: 10 minutos.

Tiempo de cocción: 0 minutos.

Porciones: 1

Ingredientes:

- 1 aguacate
- 4 onzas de sardinas enlatadas, escurridas
- 1 cebolleta picada
- 1 cucharada de mayonesa
- 1 cucharada de jugo de limón
- Sal y pimienta negra al gusto
- ¼ de cucharadita de cúrcuma en polvo

Direcciones:

1. Cortar el aguacate en mitades, sacar la pulpa y poner en un bol.

2. Triturar con un tenedor y mezclar con las sardinas.

3. Vuelva a triturar con su tenedor y mezcle con cebolla, jugo de limón, cúrcuma en polvo, sal, pimienta y mayonesa.

4. Revuelva todo y divida en mitades de aguacate.

5. Sirva para el almuerzo de inmediato.

¡Disfrutar!

Nutrición: calorías 230, grasa 34, fibra 12, carbohidratos 5, proteína 27

Ensalada de pollo al pesto

¡La combinación es absolutamente deliciosa! ¡Deberías probarlo!

Tiempo de preparación: 10 minutos.

Tiempo de cocción: 0 minutos.

Porciones: 4

Ingredientes:

- 1 libra de carne de pollo, cocida y en cubos
- Sal y pimienta negra al gusto
- 10 tomates cherry, cortados por la mitad
- 6 rebanadas de tocino, cocidas y desmenuzadas
- ¼ de taza de mayonesa
- 1 aguacate, sin hueso, pelado y cortado en cubos
- 2 cucharadas de pesto de ajo

Direcciones:

1. En una ensaladera, mezcle el pollo con tocino, aguacate, tomates, sal y pimienta y revuelva.

2. Agregue mayonesa y pesto de ajo, mezcle bien para cubrir y sirva.

¡Disfrutar!

Nutrición: calorías 357, grasa 23, fibra 5, carbohidratos 3, proteína 26

Ensalada de almuerzo sabrosa

¡Es delicioso y te encantará una vez que lo pruebes!

Tiempo de preparación: 10 minutos.

Tiempo de cocción: 10 minutos.

Porciones: 1

Ingredientes:

- 4 onzas de filete de res
- 2 tazas de hojas de lechuga, ralladas
- Sal y pimienta negra al gusto
- Spray para cocinar
- 2 cucharadas de cilantro picado
- 2 rábanos, en rodajas
- 1/3 taza de col lombarda, rallada
- 3 cucharadas de salsa chimichurri en frasco
- 1 cucharada de aderezo para ensaladas

Para el aderezo de ensalada:

- 3 dientes de ajo picados
- ½ cucharadita de salsa Worcestershire
- 1 cucharada de mostaza
- ½ taza de vinagre de sidra de manzana

- ¼ taza de agua
- ½ taza de aceite de oliva
- ¼ de cucharadita de salsa tabasco
- Sal y pimienta negra al gusto

Direcciones:

1. En un bol mezclar los dientes de ajo con la salsa Worcestershire, la mostaza, el vinagre de sidra, el agua, el aceite de oliva, la sal, la pimienta y la salsa Tabasco, batir bien y dejar reposar por ahora.

2. Caliente la parrilla de su cocina a fuego medioalto, rocíe aceite de cocina, agregue el bistec, sazone con sal y pimienta, cocine por 4 minutos, dé la vuelta, cocine por 4 minutos más, retire del fuego, deje enfriar a un lado y corte en tiras finas.

3. En una ensaladera, mezcle la lechuga con el cilantro, el repollo, los rábanos, la salsa chimichurri y las tiras de bife.

4. Agregue 1 cucharada de aderezo para ensaladas, mezcle para cubrir y sirva de inmediato.

¡Disfrutar!

Nutrición: calorías 456, grasa 32, fibra 2, carbohidratos 6, proteína 30

Tortas de cangrejo fáciles para el almuerzo

¡Prueba estos pasteles de cangrejo para el almuerzo! ¡No te arrepentirás!

Tiempo de preparación: 10 minutos.

Tiempo de cocción: 12 minutos.

Porciones: 6

Ingredientes:

- 1 libra de carne de cangrejo
- ¼ taza de perejil picado
- Sal y pimienta negra al gusto
- 2 cebollas verdes picadas
- ¼ de taza de cilantro picado
- 1 cucharadita de chile jalapeño, picado
- 1 cucharadita de jugo de limón
- 1 cucharadita de salsa Worcestershire
- 1 cucharadita de condimento de laurel viejo
- ½ cucharadita de mostaza en polvo
- ½ taza de mayonesa
- 1 huevo
- 2 cucharadas de aceite de oliva

Direcciones:

1. En un tazón grande mezcle la carne de cangrejo con sal, pimienta, perejil, cebollas verdes, cilantro, jalapeño, jugo de limón, condimento de laurel viejo, mostaza en polvo y salsa Worcestershire y revuelva muy bien.

2. En otro tazón mezcle el huevo con mayonesa y bata.

3. Agregue esto a la mezcla de carne de cangrejo y revuelva todo.

4. Forme 6 hamburguesas de esta mezcla y colóquelas en un plato.

5. Caliente una sartén con el aceite a fuego medio alto, agregue 3 croquetas de cangrejo, cocine por 3 minutos, déles la vuelta, cocine por 3 minutos más y transfiéralas a toallas de papel.

6. Repita con los otros 3 pasteles de cangrejo, escurra el exceso de grasa y sirva para el almuerzo.

¡Disfrutar!

Nutrición: calorías 254, grasa 17, fibra 1, carbohidratos 1, proteína 20

Muffins fáciles para el almuerzo

¡Estos muffins realmente llegarán a tu alma!

Tiempo de preparación: 10 minutos.

Tiempo de cocción: 45 minutos.

Porciones: 13

Ingredientes:

- 6 yemas de huevo
- 2 cucharadas de aminoácidos de coco
- ½ libra de champiñones
- ¾ taza de harina de coco
- 1 libra de carne molida
- Sal al gusto

Direcciones:

1. En su procesador de alimentos, mezcle los champiñones con sal, aminoácidos de coco y yemas de huevo y mezcle bien.

2. En un bol, mezcle la carne de res con un poco de sal y revuelva.

3. Agregue la mezcla de champiñones a la carne y revuelva todo.

4. Agregue la harina de coco y revuelva nuevamente.

5. Dividir esto en 13 tazas para cupcakes, introducir en el horno a 350 grados F y hornear durante 45 minutos.

6. ¡Sírvelos para el almuerzo!

¡Disfrutar!

Nutrición: calorías 160, grasa 10, fibra 3, carbohidratos 1, proteína 12

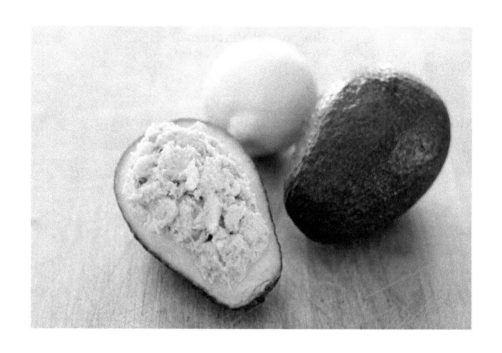

Pastel de cerdo para el almuerzo

¡Esto es algo que ha estado anhelando durante mucho tiempo! ¡No se preocupe! ¡Es una idea cetogénica!

Tiempo de preparación: 10 minutos.

Tiempo de cocción: 50 minutos.

Porciones: 6

Ingredientes:

Para la masa de tarta:

- 2 tazas de chicharrones
- ¼ taza de harina de lino
- 1 taza de harina de almendras
- 2 huevos
- Una pizca de sal

Para el llenado:

- 1 taza de queso cheddar rallado
- 4 huevos
- 12 onzas de lomo de cerdo picado
- 6 lonchas de tocino
- ½ taza de queso crema
- 1 cebolla morada picada

- ¼ taza de cebollino, picado
- 2 dientes de ajo picados
- Sal y pimienta negra al gusto
- 2 cucharadas de ghee

Direcciones:

1. En su procesador de alimentos, mezcle chicharrones con harina de almendras, harina de lino, 2 huevos y sal y licúe hasta obtener una masa.

2. Transfiera esto a un molde para pastel y presione bien en el fondo.

3. Introducir en el horno a 350 grados F y hornear por 15 minutos.

4. Mientras tanto, calienta una sartén con el ghee a fuego medio alto, agrega el ajo y la cebolla, revuelve y cocina por 5 minutos.

5. Agregue el tocino, revuelva y cocine por 5 minutos.

6. Agrega el lomo de cerdo, cocina hasta que se dore por todos lados y retira del fuego.

7. En un bol, mezcle los huevos con sal, pimienta, queso cheddar y queso crema y mezcle bien.

8. Agregue las cebolletas y revuelva nuevamente.

9. Extienda la carne de cerdo en un molde para pastel, agregue la mezcla de huevos, introduzca en el horno a 350 grados F y hornee por 25 minutos.

10.Deje enfriar el pastel un par de minutos y sirva.

¡Disfrutar!

Nutrición: calorías 455, grasa 34, fibra 3, carbohidratos 3, proteína 33

Delicioso Paté de Almuerzo

Disfruta de algo realmente fácil de lanzar: ¡un paté de hígado cetogénico!

Tiempo de preparación: 10 minutos.

Tiempo de cocción: 0 minutos.

Porciones: 1

Ingredientes:

- 4 onzas de hígados de pollo, salteados
- 1 cucharadita de tomillo, salvia y orégano mezclados, picados
- Sal y pimienta negra al gusto
- 3 cucharadas de mantequilla
- 3 rábanos, en rodajas finas
- Rebanadas de pan con costra para servir

Direcciones:

1. En su procesador de alimentos, mezcle los hígados de pollo con tomillo, salvia, orégano, mantequilla, sal y pimienta y mezcle muy bien por unos minutos.

2. Unte sobre rebanadas de pan con costra y cubra con rebanadas de rábanos.

3. Sirva de inmediato.

¡Disfrutar!

Nutrición: calorías 380, grasa 40, fibra 5, carbohidratos 1, proteína 17

Deliciosa sopa de almuerzo

¡Podrías terminar adorando esta sopa! ¡Pruébelo al menos una vez!

Tiempo de preparación: 10 minutos.

Tiempo de cocción: 4 horas.

Porciones: 4

Ingredientes:

- 1 libra de muslos de pollo, sin piel y deshuesados
- 10 onzas de tomates enlatados, picados
- 1 taza de caldo de pollo
- 8 onzas de queso crema
- Jugo de 1 lima
- Sal y pimienta negra al gusto
- 1 chile jalapeño picado
- 1 cebolla amarilla picada
- 2 cucharadas de cilantro picado
- 1 diente de ajo picado
- Queso cheddar, rallado para servir
- Rodajas de lima para servir

Direcciones:

1. En su olla de barro, mezcle el pollo con tomates, caldo, queso crema, sal, pimienta, jugo de limón, jalapeño, cebolla, ajo y cilantro, revuelva, cubra y cocine a temperatura alta durante 4 horas.

2. Destape la olla, triture la carne en la olla, divídala en tazones y sirva con queso cheddar encima y rodajas de limón a un lado.

¡Disfrutar!

Nutrición: calorías 300, grasa 5, fibra 6, carbohidratos 3, proteína 26

Deliciosa sopa de coco

¡Prueba esta sopa de coco cetogénica muy pronto! ¡A todos les encantará!

Tiempo de preparación: 10 minutos.

Tiempo de cocción: 30 minutos.

Porciones: 2

Ingredientes:

- 4 tazas de caldo de pollo
- 3 hojas de lima
- 1 y ½ tazas de leche de coco
- 1 cucharadita de limoncillo seco
- 1 taza de cilantro picado
- 1 pulgada de jengibre rallado
- 4 chiles tailandeses, secos y picados
- Sal y pimienta negra al gusto
- 4 onzas de camarones, crudos, pelados y desvenados
- 2 cucharadas de cebolla morada picada
- 1 cucharada de aceite de coco
- 2 cucharadas de champiñones picados
- 1 cucharada de salsa de pescado

- 1 cucharada de cilantro picado
- Jugo de 1 lima

Direcciones:

1. En una olla, mezcle el caldo de pollo con leche de coco, hojas de lima, limoncillo, chiles tailandeses, 1 taza de cilantro, jengibre, sal y pimienta, revuelva, cocine a fuego lento a fuego medio, cocine por 20 minutos, cuele y vuelva a maceta.

2. Caliente la sopa nuevamente a fuego medio, agregue aceite de coco, camarones, salsa de pescado, champiñones y cebollas, revuelva y cocine por 10 minutos más.

3. Agregue jugo de limón y 1 cucharada de cilantro, revuelva, sirva en tazones y sirva para el almuerzo.

¡Disfrutar!

Nutrición: calorías 450, grasa 34, fibra 4, carbohidratos 8, proteína 12

Sopa De Fideos De Calabacín

¡Esta sopa cetogénica es simple y muy sabrosa!

Tiempo de preparación: 10 minutos.

Tiempo de cocción: 15 minutos.

Porciones: 8

Ingredientes:

- 1 cebolla amarilla pequeña, picada
- 2 dientes de ajo picados
- 1 chile jalapeño picado
- 1 cucharada de aceite de coco
- 1 y ½ cucharada de pasta de curry
- 6 tazas de caldo de pollo
- 15 onzas de leche de coco enlatada
- 1 libra de pechugas de pollo en rodajas
- 1 pimiento rojo, en rodajas
- 2 cucharadas de salsa de pescado
- 2 calabacines, cortados con espiral
- ½ taza de cilantro picado
- Rodajas de lima para servir

Direcciones:

1. Caliente una olla con el aceite a fuego medio, agregue la cebolla, revuelva y cocine por 5 minutos.

2. Agregue el ajo, el jalapeño y la pasta de curry, revuelva y cocine por 1 minuto.

3. Agregue el caldo y la leche de coco, revuelva y deje hervir.

4. Agregue el pimiento rojo, el pollo y la salsa de pescado, revuelva y cocine a fuego lento durante 4 minutos más.

5. Agregue el cilantro, revuelva, cocine por 1 minuto y retire del fuego.

6. Divida los fideos de calabacín en tazones de sopa, agregue la sopa encima y sirva con rodajas de limón a un lado.

¡Disfrutar!

Nutrición: calorías 287, grasa 14, fibra 2, carbohidratos 7, proteína 25

Delicioso almuerzo al curry

¿Alguna vez has probado un keto curry? ¡Entonces preste atención a continuación!

Tiempo de preparación: 10 minutos.

Tiempo de cocción: 1 hora.

Porciones: 4

Ingredientes:

- 3 tomates picados
- 2 cucharadas de aceite de oliva
- 1 taza de caldo de pollo
- 14 onzas de leche de coco enlatada
- 1 cucharada de jugo de lima
- Sal y pimienta negra al gusto
- 2 libras de muslos de pollo, deshuesados y sin piel y en cubos
- 2 dientes de ajo picados
- 1 taza de cebolla blanca picada
- 3 chiles rojos picados
- 1 onza de maní tostado
- 1 cucharada de agua

- 1 cucharada de jengibre rallado
- 2 cucharaditas de cilantro molido
- 1 cucharadita de canela molida
- 1 cucharadita de cúrcuma molida
- 1 cucharadita de comino, molido
- ½ cucharadita de pimienta negra
- 1 cucharadita de semillas de hinojo, molidas

Direcciones:

1. En su robot de cocina, mezcle cebolla blanca con ajo, maní, chiles rojos, agua, jengibre, cilantro, canela, cúrcuma, comino, hinojo y pimienta negra, licue hasta obtener una pasta y deje reposar por ahora.

2. Calentar una sartén con el aceite de oliva a fuego medio alto, agregar la pasta de especias que ha hecho, revolver bien y calentar unos segundos.

3. Agregue los trozos de pollo, revuelva y cocine por 2 minutos.

4. Agregue el caldo y los tomates, revuelva, reduzca el fuego a bajo y cocine por 30 minutos.

5. Agregue la leche de coco, revuelva y cocine por 20 minutos más.

6. Agregue sal, pimienta y jugo de limón, revuelva, divida en tazones y sirva.

¡Disfrutar!

Nutrición: calorías 430, grasa 22, fibra 4, carbohidratos 7, proteína 53

Rollos de espinacas para el almuerzo

¡Estos estarán listos en poco tiempo!

Tiempo de preparación: 20 minutos.

Tiempo de cocción: 15 minutos.

Porciones: 16

Ingredientes:

- 6 cucharadas de harina de coco
- ½ taza de harina de almendras
- 2 y ½ tazas de queso mozzarella, rallado
- 2 huevos
- Una pizca de sal

Para el llenado:

- 4 onzas de queso crema
- 6 onzas de espinaca, cortada
- Un chorrito de aceite de aguacate
- Una pizca de sal
- ¼ taza de queso parmesano rallado
- Mayonesa para servir

Direcciones:

1. Calienta una sartén con el aceite a fuego medio, agrega las espinacas y cocina por 2 minutos.
2. Agrega el parmesano, una pizca de sal y el queso crema, revuelve bien, retira del fuego y deja a un lado por ahora.
3. Coloque el queso mozzarella en un recipiente resistente al calor y cocine en el microondas durante 30 segundos.
4. Agrega los huevos, la sal, la harina de coco y de almendras y revuelve todo.
5. Coloque la masa en una tabla de cortar forrada, coloque un papel pergamino encima y aplaste la masa con un rodillo.
6. Divida la masa en 16 rectángulos, extienda la mezcla de espinacas en cada uno y enróllelos en forma de cigarro.
7. Coloque todos los panecillos en una bandeja para hornear forrada, introdúzcalos en el horno a 350 grados F y hornee por 15 minutos.
8. Deje que los panecillos se enfríen durante unos minutos antes de servirlos con un poco de mayonesa encima.

¡Disfrutar!

Nutrición: calorías 500, grasa 65, fibra 4, carbohidratos 14, proteína 32

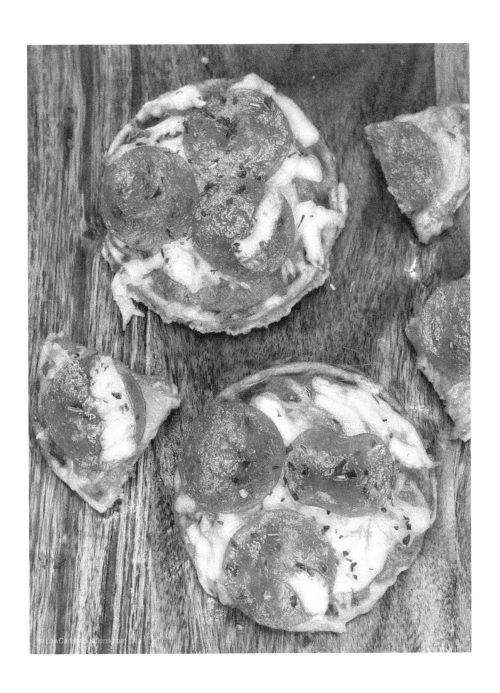

Delicioso plato de carne

¡Es un almuerzo cetogénico fácil y satisfactorio! ¡Intentalo!

Tiempo de preparación: 15 minutos.

Tiempo de cocción: 8 minutos.

Porciones: 4

Ingredientes:

- 16 onzas de filete de falda
- 4 onzas de queso pepper jack, rallado
- 1 taza de crema agria
- Sal y pimienta negra al gusto
- 1 puñado de cilantro picado
- Un chorrito de salsa adobo de chipotle

Para el guacamole:

- ¼ de taza de cebolla morada picada
- 2 aguacates, sin hueso y pelados
- Jugo de 1 lima
- 1 cucharada de aceite de oliva
- 6 tomates cherry, picados
- 1 diente de ajo picado
- 1 cucharada de cilantro picado

- Sal y pimienta negra al gusto

Direcciones:

1. Ponga los aguacates en un bol y tritúrelos con un tenedor.
2. Agregue los tomates, la cebolla roja, el ajo, la sal y la pimienta y revuelva bien.
3. Agrega el aceite de oliva, el jugo de lima y 1 cucharada de cilantro, revuelve de nuevo muy bien y deja de lado por ahora.
4. Calienta una sartén a fuego alto, agrega el bife, sazona con sal y pimienta, cocina por 4 minutos por cada lado, transfiere a una tabla de cortar, deja enfriar un poco y corta en tiras finas.
5. Divida el bistec en 4 tazones, agregue queso, crema agria y guacamole encima y sirva con un chorrito de adobo de chipotle.

¡Disfrutar!

Nutrición: calorías 600, grasa 50, fibra 6, carbohidratos 5, proteína 30

Albóndigas y pilaf

¡Este es un almuerzo cetogénico que todos pueden disfrutar!

Tiempo de preparación: 10 minutos.

Tiempo de cocción: 30 minutos.

Porciones: 4

Ingredientes:

- 12 onzas de floretes de coliflor
- Sal y pimienta negra al gusto
- 1 huevo
- 1 libra de cordero, molido
- 1 cucharadita de semillas de hinojo
- 1 cucharadita de pimentón
- 1 cucharadita de ajo en polvo
- 1 cebolla amarilla pequeña, picada
- 2 dientes de ajo picados
- 2 cucharadas de aceite de coco
- 1 manojo de menta picada
- 1 cucharada de ralladura de limón
- 4 onzas de queso de cabra, desmenuzado

Direcciones:

1. Coloca floretes de coliflor en tu procesador de alimentos, agrega sal y pulsa bien.

2. Engrasa una sartén con un poco de aceite de coco, calienta a fuego medio, agrega el arroz de coliflor, cocina por 8 minutos, sazona con sal y pimienta al gusto, retira del fuego y mantén caliente.

3. En un bol, mezcle el cordero con sal, pimienta, huevo, pimentón, ajo en polvo y semillas de hinojo y revuelva muy bien.

4. Forma 12 albóndigas y colócalas en un plato por ahora.

5. Calienta una sartén con el aceite de coco a fuego medio, agrega la cebolla, revuelve y cocina por 6 minutos.

6. Agregue el ajo, revuelva y cocine por 1 minuto.

7. Agrega las albóndigas, cocínalas bien por todos lados y retira el fuego.

8. Divida el arroz de coliflor entre platos, agregue las albóndigas y la mezcla de cebolla encima, espolvoree menta, ralladura de limón y queso de cabra al final y sirva.

¡Disfrutar!

Nutrición: calorías 470, grasa 43, fibra 5, carbohidratos 4, proteína 26

Deliciosa sopa de brócoli

¡Prueba esta magnífica sopa lo antes posible!

Tiempo de preparación: 10 minutos.

Tiempo de cocción: 30 minutos.

Porciones: 4

Ingredientes:

- 1 cebolla blanca picada
- 1 cucharada de ghee
- 2 tazas de caldo de verduras
- Sal y pimienta negra al gusto
- 2 tazas de agua
- 2 dientes de ajo picados
- 1 taza de crema espesa
- 8 onzas de queso cheddar rallado
- 12 onzas de floretes de brócoli
- ½ cucharadita de pimentón

Direcciones:

1. Calienta una olla con el ghee a fuego medio, agrega la cebolla y el ajo, revuelve y cocina por 5 minutos.

2. Agregue el caldo, la crema, el agua, la sal, la pimienta y el pimentón, revuelva y deje hervir.

3. Agregue el brócoli, revuelva y cocine a fuego lento la sopa durante 25 minutos.

4. Transfiera a su procesador de alimentos y mezcle bien.

5. Agrega el queso y vuelve a licuar.

6. Dividir en tazones de sopa y servir caliente.

¡Disfrutar!

Nutrición: calorías 350, grasa 34, fibra 7, carbohidratos 7, proteína 11

Almuerzo Ensalada De Judías Verdes

¡Pronto se convertirá en una de tus ensaladas cetogénicas favoritas!

Tiempo de preparación: 10 minutos.

Tiempo de cocción: 5 minutos.

Porciones: 8

Ingredientes:

- 2 cucharadas de vinagre de vino blanco
- 1 y ½ cucharada de mostaza
- Sal y pimienta negra al gusto
- 2 libras de judías verdes
- 1/3 taza de aceite de oliva virgen extra
- 1 y ½ tazas de hinojo, en rodajas finas
- 4 onzas de queso de cabra, desmenuzado
- ¾ taza de nueces, tostadas y picadas

Direcciones:

1. Ponga agua en una olla, agregue un poco de sal y hierva a fuego medio alto.
2. Agregue las judías verdes, cocine por 5 minutos y transfiéralas a un recipiente lleno de agua helada.

3. Escurre bien las judías verdes y ponlas en una ensaladera.
4. Agregue las nueces, el hinojo y el queso de cabra y mezcle suavemente.
5. En un bol, mezcla el vinagre con la mostaza, la sal, la pimienta y el aceite y bate bien.
6. Vierta esto sobre la ensalada, mezcle para cubrir bien y sirva para el almuerzo.

¡Disfrutar!

Nutrición: calorías 200, grasa 14, fibra 4, carbohidratos 5, proteína 6

Sopa de calabaza

¡Esta sopa cetogénica es muy cremosa y con textura! ¡Deberías probarlo hoy para el almuerzo!

Tiempo de preparación: 10 minutos.

Tiempo de cocción: 20 minutos.

Porciones: 6

Ingredientes:

- ½ taza de cebolla amarilla picada
- 2 cucharadas de aceite de oliva
- 1 cucharada de chipotles en salsa adobo
- 1 diente de ajo picado
- 1 cucharadita de comino, molido
- 1 cucharadita de cilantro molido
- Una pizca de pimienta de Jamaica
- 2 tazas de puré de calabaza
- Sal y pimienta negra al gusto
- 32 onzas de caldo de pollo
- ½ taza de crema espesa
- 2 cucharaditas de vinagre
- 2 cucharaditas de stevia

Direcciones:

1. Calienta una olla con el aceite a fuego medio, agrega la cebolla y el ajo, revuelve y cocina por 4 minutos.
2. Agregue stevia, comino, cilantro, chipotles y comino, revuelva y cocine por 2 minutos.
3. Agregue el caldo y el puré de calabaza, revuelva y cocine por 5 minutos.
4. Licue bien la sopa con una licuadora de inmersión y luego mezcle con sal, pimienta, crema espesa y vinagre.
5. Revuelva, cocine por 5 minutos más y divida en tazones.
6. Sirva de inmediato.

¡Disfrutar!

Nutrición: calorías 140, grasa 12, fibra 3, carbohidratos 6, proteína 2

Deliciosa Cazuela De Judías Verdes

¡Seguro que esto te impresionará!

Tiempo de preparación: 10 minutos.

Tiempo de cocción: 35 minutos.

Porciones: 8

Ingredientes:

- 1 libra de ejotes, cortados por la mitad
- Sal y pimienta negra al gusto
- ½ taza de harina de almendras
- 2 cucharadas de ghee
- 8 onzas de champiñones picados
- 4 onzas de cebolla picada
- 2 chalotas picadas
- 3 dientes de ajo picados
- ½ taza de caldo de pollo
- ½ taza de crema espesa
- ¼ taza de queso parmesano rallado
- Aceite de aguacate para freír

Direcciones:

1. Ponga un poco de agua en una olla, agregue sal, hierva a fuego medio alto, agregue las judías verdes, cocine por 5 minutos, transfiera a un recipiente lleno de agua helada, enfríe, escurra bien y deje reposar por ahora.
2. En un tazón, mezcle los chalotes con la cebolla, la harina de almendras, la sal y la pimienta y revuelva para cubrir.
3. Calentar una sartén con un poco de aceite de aguacate a fuego medio alto, agregar la mezcla de cebollas y chalotes, freír hasta que estén doradas.
4. Transfiera a toallas de papel y escurra la grasa.
5. Calentar la misma sartén a fuego medio, agregar ghee y derretir.
6. Agrega el ajo y los champiñones, revuelve y cocina por 5 minutos.
7. Agregue el caldo y la crema espesa, revuelva, deje hervir y cocine a fuego lento hasta que espese.
8. Agregue el parmesano y las judías verdes, mezcle para cubrir y retire el fuego.
9. Transfiera esta mezcla a una fuente para hornear, espolvoree la mezcla de cebollas crujientes por todas partes, introduzca en el horno a 400 grados F y hornee por 15 minutos.
10. Sirva caliente.

¡Disfrutar!

Nutrición: calorías 155, grasa, 11, fibra 6, carbohidratos 8,
proteína 5

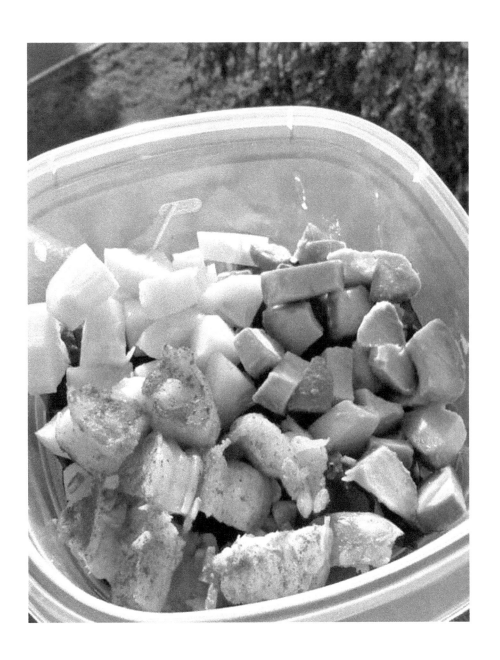

Ensalada de manzana para el almuerzo simple

¡Esto no es solo cetogénico! ¡También es muy sabroso!

Tiempo de preparación: 10 minutos.

Tiempo de cocción: 0 minutos.

Porciones: 4

Ingredientes:

- 2 tazas de floretes de brócoli, picados
- 2 onzas de nueces pecanas picadas
- 1 manzana, sin corazón y rallada
- 1 tallo de cebolla verde finamente picado
- Sal y pimienta negra al gusto
- 2 cucharaditas de semillas de amapola
- 1 cucharadita de vinagre de sidra de manzana
- ¼ de taza de mayonesa
- ½ cucharadita de jugo de limón
- ¼ taza de crema agria

Direcciones:

1. En una ensaladera, mezcle la manzana con el brócoli, la cebolla verde y las nueces y revuelva.
2. Agregue las semillas de amapola, sal y pimienta y mezcle suavemente.
3. En un tazón, mezcle la mayonesa con la crema agria, el vinagre y el jugo de limón y bata bien.
4. ¡Vierta esto sobre la ensalada, mezcle para cubrir bien y sirva frío para el almuerzo!

¡Disfrutar!

Nutrición: calorías 250, grasa 23, fibra 4, carbohidratos 4, proteína 5

Conclusión

Este es realmente un libro de cocina que cambia la vida. Le muestra todo lo que necesita saber sobre la dieta cetogénica y lo ayuda a comenzar.

Ahora conoce algunas de las mejores y más populares recetas cetogénicas del mundo.

¡Tenemos algo para todos los gustos!

Entonces, ¡no lo dudes demasiado y comienza tu nueva vida como seguidor de la dieta cetogénica!

¡Ponga sus manos en esta colección especial de recetas y comience a cocinar de esta manera nueva, emocionante y saludable!

¡Diviértete mucho y disfruta de tu dieta cetogénica!

CPSIA information can be obtained
at www.ICGtesting.com
Printed in the USA
BVHW070838240221
600901BV00009B/1076